Inhaltsverzeichnis

Vorwort	2
Empfang	5
Anamnese	11
Massage	22
Manuelle Therapie	27
PNF	38
Mulligan	44
Übungen	47
Gangschule	54
Lymphdrainage	56
Elektrotherapie	60
Beckenboden Gymnastik	63
Atemtherapie	67
Nützliches	70
Schlusswort	72
Literaturverzeichnis	73

Vorwort

Wer bin ich?

Ich heiße Caroline Braun und bin die Autorin des "Little Physio".

Ich habe Übersetzung studiert und mehrere Jahre lang als selbstständige Übersetzerin gearbeitet bevor ich einen vollkommen anderen Weg einschlug und Physiotherapeutin wurde.

Nun arbeite ich seit über zehn Jahren als Physiotherapeutin, anfangs im Krankenhaus und anschließend in verschiedenen Praxen.

Warum der Little Physio?

Während all der Jahre sind mir häufig die Verständigungsprobleme zwischen Therapeuten und ausländischen Patienten aufgefallen. Diese führten teilweise zu katastrophalen Folgen für die Therapie und Heilung der Patienten.

Viele Menschen denken, es sei die Aufgabe des Patienten sich die Landessprache anzueignen. Jedoch ist dies nicht immer möglich oder die Kenntnisse des Patienten sind einfach noch nicht gut genug um sich zu verständigen.

Außerdem sind manche Patienten nur für kurze Zeit in Deutschland, beispielsweise im Urlaub, um ihre Familie zu besuchen oder aus geschäftlichen Gründen.

Meine Rolle als Physiotherapeutin ist es nicht zu urteilen, sondern zu behandeln. Dafür ist es meine Aufgabe einen Weg zu finden, die Behandlung bestmöglich durchzuführen.

Das ist der Grund warum ich den Little Physio geschaffen habe.

Dieser Übersetzer besteht aus hunderten von Sätzen, die es dem Therapeuten ermöglichen, mit dem ausländischen Patienten zu kommunizieren und somit die Behandlung viel schneller und einfacher auszuführen.

Zur einfachen Handhabung ist dieses Buch in mehrere Kapitel wie „Empfang", „Massage", „Übungen","Lymphdrainage" etc. eingeteilt.

Somit lässt sich der benötigte Satz viel einfacher und schneller finden.

Um das Buch zu ergänzen, haben Sie die Möglichkeit sich die App für Ihr Handy, Android Tablet oder auch iPhone oder iPad zuzulegen.

Die App „Littlephysio" ist im Google-PlayStore sowie im AppStore von Apple erhältlich.

Die App ist eine Audioversion des Buches, die es Ihrem Handy oder Tablet ermöglicht an Ihrer Stelle zu „sprechen".
Sie tippen auf den gewünschten Satz und Ihr Handy gibt den Satz in der Sprache des Patienten wieder.

Ein Demo-Video finden Sie auf youtube oder auf littlephysio.com

Ich denke, man entscheidet sich dazu Physiotherapeut zu werden, um seinem Nächsten zu helfen. Und dabei sollte es egal sein, ob er unsere Sprache spricht oder nicht.

Dies ist nun möglich :)

Caroline Braun

Empfang

Réception

1. Guten Tag
Bonjour

2. Ich heiße...
Je suis...

3. Haben Sie ein Rezept vom Arzt?
Avez-vous une ordonnance?

4. JA
OUI

5. NEIN
NON

6. Haben Sie Ihre Versicherungskarte?
Avez-vous une carte vitale?

7. Können Sie das nächste mal die Karte bringen?

Pouvez-vous apporter votre carte vitale la prochaine fois?

8. Können Sie mir bitte Ihre Telefonnummer aufschreiben?

Pouvez-vous m'écrire votre numéro de téléphone, s'il vous plait?

9. Da ist ein Fehler beim Rezept, Sie müssen wieder zum Arzt damit er Ihnen ein neues Rezept gibt.

Il y a une erreur sur l'ordonnance, vous devez retourner chez le medecin pour qu'il la corrige.

10. Haben Sie einen Bericht / Röntgen, CT-Bilder vom Arzt?

Avez-vous un rapport du médecin / des radios, des tomographies?

11. Können Sie das nächste Mal die Bilder, den Bericht mitnehmen?

Pouvez-vous amener les radios, les tomographies la prochaine fois?

12. Da sind Ihre Termine

Voici vos rendez-vous

13. Wenn die Termine für Sie nicht gehen, sagen Sie es mir.

Si les rendez-vous ne vous conviennent pas, dites le moi

14. Da geht es nicht?

Ça ne va pas?

15. An dem Tag nicht?

Pas ce jour là?

16. Lieber Vormittags

Plutôt le matin

17. Lieber Nachmittags

Plutôt l'après-midi

18. Montag

Lundi

19. Dienstag

Mardi

20. Mittwoch
Mercredi

21. Donnerstag
Jeudi

22. Freitag
Vendredi

23. Samstag
Samedi

24. Sonntag
Dimanche

25. Es tut mir Leid, Sie sind zu früh
Je suis désolée, vous êtes en avance

26. Es tut mir Leid, Sie sind zu spät
Je suis désolée, vous êtes en retard

27. Diese Woche geht es nicht
Ce n´est pas possible cette semaine

28. Heute geht es nicht
   Ce n´est pas possible aujourd´hui

29. Erst nächste Woche
   A partir de la semaine prochaine

30. Erst nächsten Monat
   A partir du mois prochain

31. Die Therapeutin / der Therapeut ist in Urlaub
   La / le thérapeute est en vacances

32. Die Therapeutin / der Therapeut ist krank
   La / le thérapeute est malade

33. Wollen Sie zum anderen Therapeut ?
   Voulez-vous un autre thérapeute ?

34. JA
   OUI

35. NEIN
   NON

36. Wollen Sie bei demselben Therapeut / derselben Therapeutin bleiben?

Voulez-vous avoir le / la même thérapeute?

37. Wollen sie warten bis der Therapeut / die Therapeutin wieder da ist?

Voulez-vous attendre que le / la thérapeute revienne?

38. Hier ist Ihre Rechnung.

Voici votre facture.

39. Wollen Sie jetzt Zahlen?

Voulez-vous payer maintenant ?

40. Wollen Sie bar zahlen?

Voulez-vous payer contant?

Anamnese

Anamnese

1. Ziehen Sie sich aus bitte
Deshabillez vous s'il vous plait

2. Können Sie Ihr Oberteil ausziehen?
Pouvez-vous enlevez votre haut?

3. Können Sie Ihre Hose ausziehen?
Pouvez-vous enlever votre pantalon?

4. Können Sie ihren Rock ausziehen?
Pouvez-vous enlever votre jupe?

5. Haben Sie Schmerzen?
Avez-vous des douleurs?

6. Ja
Oui

7. Nein
Non

8. Zeigen Sie mir wo Sie Schmerzen haben
Montrez moi où vous avez des douleurs

9. Wo haben Sie Schmerzen?
Où sont vos douleurs ?

10. Strahlen Sie in den Arm aus?
Les douleurs se diffusent-elles dans le bras?

11. Strahlen Sie in das Bein aus?
Les douleurs se diffusent-elles dans la jambe?

12. Bis wohin strahlen die Schmerzen?
Où les douleurs se diffusent-elles?

13. Zeigen Sie es mir
Montrez moi

14. Haben Sie Taubheitsgefühle?
Avez-vous des zones insensibles?

15. Wo?
Où?

16. Haben Sie Lähmungserscheinungen?
Avez-vous des paralysies, faiblesses musculaires?

17. Haben Sie Ameisenlaufen?
Avez-vous des fourmis?

18. Wo?
Où?

19. Seit wann?
Depuis quand?

20. Scit Tagen
Depuis plusieurs jours

21. Seit Wochen
Depuis plusieurs semaines

22. Seit Monaten
Depuis plusieurs mois

23. Seit Jahren

Depuis plusieurs années

24. Wie ist der Schmerz?

Comment est la douleur?

25. Stechend

Lancinante

26. Dumpf

Diffuse

27. Ziehend

Par élancements

28. Ist der Schmerz langsam entstanden?

La douleur a-t-elle commencé doucement?

29. Ist der Schmerz schnell entstanden?

La douleur a-t-elle commencé d´un seul coup?

30. Hält der Schmerz lange?

La douleur persiste-t-elle longtemps?

31. Mehrere Sekunden

Plusieurs secondes

32. Mehrere Minuten

Plusieurs minutes

33. Mehrere Stunden

Plusieurs heures

34. Mehrere Tage

Plusieurs jours

35. Hatten Sie einen Unfall?

Avez-vous eu un accident?

36. Sind Sie schon behandelt worden?

Avez-vous déjà reçu des soins ?

37. Ja

Oui

38. Nein

Non

39. Haben sie Bluthochdruck?

Faites-vous de l'hypertension?

40. Haben Sie Diabetis?

Avez-vous le diabète?

41. Ist Ihnen schwindelig?

Avez-vous des vertiges?

42. Sind Sie schwanger?

Etes vous enceinte?

43. Im wievielten Monat?

Depuis combien de mois?

44. Nehmen Sie Schmerzmittel?

Prenez vous des antidouleurs?

45. Nehmen Sie Blutverdünnungsmedikamente / Medikamente ?

Prenez vous des anticoagulants? / des médicaments?

46. Haben Sie Probleme mit der Schilddrüse?

Avez-vous des problèmes de thyroide?

47. Haben Sie Herzprobleme?
Avez-vous des problèmes cardiaques?

48. Haben Sie Kopfschmerzen?
Avez-vous des maux de tête?

49. Sind Sie operiert worden?
Vous êtes-vous fait opérer?

50. Wann sind Sie operiert worden?
Quand vous êtes-vous fait opérer?

51. Vor Tagen
Il y a quelques jours

52. Vor Monaten
Il y a quelques mois

53. Vor Jahren
Il y a quelques années

54. Sie müssen zum Arzt gehen
Vous devez aller chez le médecin

55. Haben Sie Schmerzen bei Belastung?
Avez-vous des douleurs liées à une activité / pendant une activité?

56. Haben Sie Ruheschmerzen?
Avez-vous des douleurs au repos?

57. Wann sind die Schmerzen am schlimmsten?
Quand les douleurs sont-elles maximales?

58. Morgens
Le matin

59. Abends
Le soir

60. Nachts
La nuit

61. Immer gleich
Toujours pareil

62. Beim Gehen aufwärts
En marchant quand ça monte

63. Beim Gehen abwärts
En marchant quand ça descend

64. Beim Treppenhochsteigen
En montant les escaliers

65. Beim Treppenruntersteigen
En descendant les escaliers

66. Beim langen Sitzen?
Quand vous restez assis(e) longtemps?

67. Nach langem Sitzen?
Après être resté assis(s) longtemps?

68. Bei kleinen Bewegungen?
Lors de très petits mouvements?

69. Waren Sie im Krankenhaus /Kur?
Êtes vous allé(e) à l'hôpital/ en cure?

70. Wie lange?
Combien de temps?

71. MehrereTage

Plusieurs jours

72. Mehrere Wochen

Plusieurs semaines

73. Mehrere Monate

Plusieurs mois

74. Wann sind Sie vom Krankenhaus entlassen worden?

Quand êtes vous sorti(e) de l'hôpital?

75. Gestern

Hier

76. Vorgestern

Avant-hier

77. Vor ein Paar Tagen

Il y a quelques jours

78. Wieviele ?

Combien ?

79. Vor ein Paar Wochen

   Il y a quelques semaines

80. Vor ein Paar Monaten

   Il y a quelques mois

Massage

Massage

1. Ziehen Sie sich aus bitte
Vous Pouvez vous déshabiller

2. Können Sie Ihr Oberteil ausziehen?
Pouvez-vous enlever votre haut?

3. Können Sie Ihre Hose ausziehen?
Pouvez-vous enlever votre pantalon?

4. Können Sie ihren Rock ausziehen?
Pouvez-vous enlever votre jupe?

5. Legen Sie sich auf den Rücken
Couchez vous sur le dos

6. Legen Sie sich auf den Bauch
Couchez vous sur le ventre

7. Legen Sie sich auf die rechte Seite
   Couchez vous sur le côté droit

8. Legen Sie sich auf die linke Seite
   Couchez vous sur le côté gauche

9. Kopf hier, bitte
   La tête ici, s'il vous plait

10. Wollen Sie eine Decke?
   Voulez vous une couverture?

11. Ist Ihnen kalt ?
   Avez-vous froid

12. Ist Ihnen zu warm?
   Avez-vous trop chaud?

13. Legen Sie den rechten Arm runter
   Mettez votre bras drois en bas

14. Legen Sie den rechten Arm hoch
   Mettez votre bras drois en haut

15. Legen Sie den rechten Arm am Körper entlang
   Mettez votre bras droit le long du corps

16. Legen Sie den linken Arm runter
   Mettez votre bras gauche en bas

17. Legen Sie den linken Arm hoch
   Mettez votre bras gauche en haut

18. Legen Sie den linken Arm am Körper entlang
   Mettez votre bras gauche le long du corps

19. Setzen Sie sich hin, bitte
   Asseyez vous, s'il vous plait

20. Schulter locker lassen
   Détendez vos épaules

21. Nach vorne schauen
Regardez devant vous

22. Tut es weh?
Ça fait mal?

23. Tue ich Ihnen weh?
Est-ce que je vous fais mal?

24. Zeigen Sie mir wo es weh tut
Montrez moi ou ça fait mal

25. Ist der Druck gut?
Est-ce-que la pression est bonne / est-ce que j'appuie bien?

26. JA ?
OUI ?

27. NEIN?
NON?

28. Stärker ?

Plus fort ?

29. Schwächer ?

Moins fort?

30. Besser?

C'est mieux?

31. Schlechter?

C'est moins bien?

Manuelle Therapie

Thérapie manuelle

<u>Befund</u>
<u>Diagnostic</u>

1. **Ziehen Sie sich aus bitte**
   Vous Pouvez vous déshabiller

2. **Können Sie Ihr Oberteil ausziehen?**
   Pouvez-vous enlever votre haut?

3. **Können Sie Ihre Hose ausziehen?**
   Pouvez-vous enlever votre pantalon?

4. **Können Sie ihren Rock ausziehen?**
   Pouvez-vous enlever votre jupe?

5. **Wo haben Sie Schmerzen?**
   Où Avez-vous mal / des douleurs?

6. Ist es besser geworden seit der letzten Behandlung?

Est-ce que vous allez mieux depuis la dernière thérapie?

7. Ist es schlechter geworden?

Est-ce moins bien qu'avant?

8. Haben Sie jetzt mehr Schmerzen?

Avez-vous plus de douleurs maintenant?

9. Haben Sie jetzt weniger Schmerzen?

Avez-vous moins de douleurs maintenant?

10. Wo sind jetzt die Schmerzen?

Où sont les douleurs maintenant / où Avez-vous mal maintenant

11. Stehen Sie auf ein Bein

Tenez vous sur une jambe

12. Jetzt auf das andere Bein stehen

Maintenant, tenez vous sur l'autre jambe

13. Stehen Sie auf die Fersen

Tenez vous debout seulement sur les talons

14. Stehen Sie auf die Fußspitzen

Tenez vous debout sur la pointes des pieds

15. Setzen Sie sich hin

Asseyez vous

16. Machen Sie sich rund

Faites le dos rond

17. Kopf einrollen

Mettez la tête en avant / posez le menton sur votre sternum

18. Zieht es?

Ça tire?

19. Ist es schmerzhaft?

Ça fait mal / c'est douloureux?

20. So weniger ?

C'est moins douloureux comme ça?

21. So mehr?
C'est plus douloureux comme ça?

22. Besser ?
C'est mieux ?

23. Schlechter?
C'est pire?

24. Heben Sie den Kopf
Soulevez la tête

25. Kopf nach oben / nach oben schauen
Regardez en l'air

26. Kopf nach unten / nach unten schauen
Regardez vers le bas / baissez la tête

27. Kopf nach links drehen
Tournez la tête à gauche

28. Kopf nach rechts drehen
Tournez la tête à droite

29. Kopf nach links neigen
Penchez la tête à gauche

30. Kopf nach rechts neigen
Penchez la tête à droite

31. Locker lassen
Détendez / restez détendu(e)

32. Nicht helfen, ich mache die Bewegung, Sie lassen locker
N´essayez pas de m'aider, je fais le mouvement, vous restez détendu(e)

33. Arme hoch
Levez les bras

34. Rechter Arm hoch
Levez le bras droit

35. Rechter Arm runter
Baissez le bras droit

36. Linker Arm hoch
Levez le bras gauche

37. Linker Arm runter
Baissez le bras gauche

38. Bein beugen
Pliez la jambe

39. Bein strecken
Tendez la jambe

40. Knie beugen
Pliez le genou

41. Knie strecken
Tendez le genou

42. Bein heben
Levez la jambe

Behandlung
Thérapie

43. Legen Sie sich auf den Rücken
Couchez vous sur le dos

44. Legen Sie sich auf den Bauch
Couchez vous sur le ventre

45. Legen Sie sich auf die rechte Seite
Couchez vous sur le côté droit

46. Legen Sie sich auf die linke Seite
Couchez vous sur le côté gauche

47. Kopf hier, bitte
La tête ici, s'il vous plait

48. Setzen Sie sich hin
Asseyez vous

49. Machen Sie die Bewegung leicht mit.

Faites le mouvement avec moi.

50. Drücken Sie gegen meinen Widerstand

Poussez contre ma pression

51. Drücken Sie stärker

Poussez plus fort

52. Drücken Sie leichter

Poussez moins fort

53. Das ist eine Übung für Zuhause

Ceci est un exercice à faire à la maison

54. Beine aufstellen

Pliez les jambes et posez les pieds sous les genoux

55. Bauch anspannen

Contractez les muscles du ventre / faites marcher vos abdominaux

56. Po anspannen

Contractez les muscles fessiers

57. Beine anspannen

Contractez les muscles des jambes

58. Arme anspannen

Contractez les muscles des bras

59. Entspannen

Détendez vos muscles / vous

60. Es kann sein, dass es ein Bißchen weh tut

Il est possible que ça fasse un peu mal

61. Ich zeige es Ihnen, dann machen Sie es nach

Je vous montre, ensuite vous le faites

62. Machen Sie 3 Serien à 10 Wiederholungen

Faites trois séries à 10 répétitions

63. Machen Sie 3 Serien à 15 Wiederholungen

Faites trois séries à 15 répétitions

64. Machen Sie 3 Serien à 20 Wiederholungen

Faites trois séries à 20 répétitions

65. Machen Sie 3 Serien à 30 Wiederholungen
Faites trois séries à 30 répétitions

66. 1 mal die Woche
Une fois par semaine

67. 2 mal die Woche
Deux fois par semaine

68. 3 mal die Woche
Trois fois par semaine

69. 1 mal pro Tag
Une fois par jour

70. 2 mal pro Tag
Deux fois par jour

71. 3 mal pro Tag
Trois fois par jour

72. Machen Sie die Übung vor dem Spiegel
Faites l'exercice devant le miroir

73. Sitzen Sie vor dem Spiegel

   Asseyez vous devant le miroir

74. Stehen sie vor dem Spiegel

   Restez debout devant le miroir

75. Das darf nicht weh tun

   Ça ne doit pas faire mal

76. Das darf nicht passieren

   Ça ne doit pas arriver

PNF

Facilitation neuromusculaire par la proprioception

1. Legen Sie sich auf den Rücken
   Couchez vous sur le dos

2. Legen Sie sich auf den Bauch
   Couchez vous sur le ventre

3. Legen Sie sich auf die rechte Seite
   Couchez vous sur le côté droit

4. Legen Sie sich auf die linke Seite
   Couchez vous sur le côté gauche

5. Kopf hier, bitte
   La tête ici, s'il vous plait

6. Ich zeige Ihnen wie die Bewegung aussehen soll
   Je vous montre comment faire le mouvement.

7. Ich mache die Bewegung, Sie lassen den Arm locker

Je fais le mouvement, vous laissez le bras détendu

8. Ich mache die Bewegung, Sie lassen das Bein locker

Je fais le mouvement, vous laissez la jambe détendue

9. Jetzt drücken Sie gegen meinen Widerstand

Maintenant, appuyez/poussez contre ma pression

10. Finger, Hand aufmachen

Ouvrez les doigts et la main

11. Finger, Hand zumachen

Fermez les doigts et la main

12. Ellbogen strecken

Tendez le coude

13. Ellbogen beugen

Pliez le coude

14. Bein hoch
   Levez la jambe

15. Bein runter
   Baissez la jambe

16. Bein in die Richtung anspannen
   Contractez la jambe dans cette direction

17. Knie beugen
   Pliez le genou

18. Knie strecken
   Tendez le genou

19. Hüfte beugen
   Pliez la hanche

20. Hüfte strecken
   Tendez la hanche

21. Entspannen / locker lassen
Détendez vous / détendez vos muscles

22. Mehr
Plus

23. Weniger
Moins

24. Stärker
Plus fort

25. Schwächer
Moins fort

26. Langsamer
Moins vite

27. Schneller
Plus vite

28. Nach oben drücken
   Appuyez, poussez vers le haut

29. Nach unten drücken
   Appuyez, poussez vers le bas

30. Jetzt in die andere Richtung
   Maintenant dans l'autre direction

31. Richtung gegenüberliegende Schulter
   En direction de l'épaule de l'autre côté

32. Richtung gegenüberliegende Hüfte
   En direction de la hanche de l'autre côté

33. Richtung Ohr
   Vers l'oreille

34. Richtung Nase
   Vers le nez

35. Richtung Fenster
 Vers la fenêtre

36. Richtung Tür
 Vers la porte

37. Richtung Wand
 Vers le mur

38. Richtung Uhr
 Vers l'horloge

Mulligan

Mulligan

1. Zeigen Sie mir bei welcher Bewegung sie Schmerzen haben

Montrez moi quel mouvement vous provoque des douleurs

2. Lassen Sie locker

Détendez vous / restez détendu

3. Machen Sie jetzt die Bewegung noch einmal

Maintenant, recommencez le mouvement.

4. Ist es besser?

C'est mieux?

5. Haben Sie Schmerzen bei Treppenhochsteigen ?

Avez-vous des douleurs en montant les escaliers?

6. Haben Sie Schmerzen bei Treppenruntersteigen ?

Avez-vous des douleurs en descendant les escaliers?

7. Ist es besser so?

C'est mieux comme ça?

8. Sie dürfen keine Schmerzen haben, wenn es weh tut sagen Sie Stopp.

Vous ne devez pas avoir de douleurs, si ça fait mal, dites »stop«

9. Wenn der Gurt weh tut lege ich ein Polster zwischen Ihnen und dem Gurt.

Si la ceinture vous fait mal, je peux mettre un petit coussin entre vous et la ceinture.

10. Daheim können Sie diese Übung mit einem Handtuch machen

Vous pouvez faire cet exercice à la maison avec une serviette.

11. Daheim können Sie diese Übung mit einem Theraband machen

Vous pouvez faire cet exercice à la maison avec une bande élastique.

12. Daheim können Sie diese Übung mit einem Stab machen

Vous pouvez faire cet exercice à la maison avec un baton.

13. Den Ball können Sie im Sportgeschäft kaufen.

Vous pouvez acheter la balle dans un magasin de sport.

14. Das Theraband können Sie im Sportgeschäft kaufen.

Vous pouvez acheter la bande élastique dans un magasin de sport.

15. Es soll rot sein

Elle doit être rouge

16. Es soll grün sein

Elle doit être verte.

Übungen

Exercices

1. Beugen
 Pliez

2. Strecken
 Tendez

3. Anspannen
 Contractez vos muscles

4. Entspannen
 Détendez vos muscles

5. Gesäß nach hinten
 Le postérieur en arrière

6. Bauch anspannen / angespannt lassen
 Contractez vos abdominaux / gardez les abdominaux contractés

7. Bleiben Sie so ein Paar Sekunden, dann entspannen

Restez comme ça quelques secondes, ensuite détendez vos muscles

8. Es darf keine Bewegung stattfinden

Il ne doit y avoir aucun mouvement.

9. Das ist für die Koordination

Ceci est pour la coordination

10. Machen Sie 3 Serien à 10 Wiederholungen

Faites trois séries à 10 répétitions

11. Machen Sie 3 Serien à 15 Wiederholungen

Faites trois séries à 15 répétitions

12. Machen Sie 3 Serien à 20 Wiederholungen

Faites trois séries à 20 répétitions

13. Machen Sie 3 Serien à 30 Wiederholungen

Faites trois séries à 30 répétitions

14. Machen Sie Pause zwischen den Serien
Faites une pause entre les séries

15. Ein Paar Sekunden
Quelques secondes

16. Ein Paar Minuten
Quelques minutes

17. Wieviel?
Combien

18. 1 mal die Woche
Une fois par semaine

19. 2 mal die Woche
Deux fois par semaine

20. 3 mal die Woche
Trois fois par semaine

21. 1 mal pro Tag
Une fois par jour

22. 2 mal pro Tag

Deux fois par jour

23. 3 mal pro Tag

Trois fois par jour

24. Machen Sie die Übung vor dem Spiegel

Faites l'exercice devant le miroir

25. Sitzen Sie vor dem Spiegel

Asseyez vous devant le miroir

26. Stehen sie vor dem Spiegel

Restez debout devant le miroir

27. Das ist für die Kräftigung

Ceci est pour la musculation

28. Zuhause jeden Tag machen

Faites le tous les jours à la maison

29. Machen Sie die Übungen vor dem Spiegel damit Sie sich korrigieren können

Faites les exercices devant le miroir pour pouvoir corriger les erreurs.

30. Das darf nicht passieren

Cela ne doit pas arriver

31. Das ist falsch

Comme ça, c'est faux

32. So ist es richtig

Comme ça, c'est bien

33. Langsam

Lentement

34. Langsamer

Plus lentement

35. Schnell

Vite

36. Schneller

Plus vite

37. Nicht ruckartig

Pas de mouvements brusques

38. Sie dürfen keine Schmerzen bei den Übungen haben.

Vous ne devez pas avoir de douleurs pendant des exercices.

39. Wenn Sie Schmerzen haben, während Sie die Übungen machen, lassen Sie die Übung sein und sagen es mir das nächste Mal.

Si vous avez des douleurs pendant les exercices, ne les faites plus et dites le moi la prochaine fois

40. Haben Sie die Übungen gemacht?

Avez-vous fait les exercices?

41. Haben Sie dabei Schmerzen gehabt?

Avez-vous eu des douleurs?

42. Zeigen Sie mir wo Sie Schmerzen hatten

Montrez moi où vous avez eu des douleurs

43. Zeigen Sie mir wie Sie die Übung machen.
Montrez moi comment vous faites l'exercice.

44. Stehen sie auf dem rechten Bein
Tenez vous debout sur la jambe droite

45. Stehen sie auf dem linken Bein
Tenez vous debout sur la jambe gauche

46. Stehen sie auf einem Bein
Tenez vous debout sur une jambe

47. Das ist für das Gleichgewicht
Ceci est pour l'équilibre

48. Versuchen Sie nicht zu wackeln
Essayez de ne pas tanguer

49. Diese Bewegung können Sie in den Alltag einbauen
Essayez d'intégrer ce mouvement dans votre quotidien

Gangschule

Reprise de la marche

1. **Stehen Sie gerade**
   Tenez vous droit(e)

2. **Machen Sie kleinere Schritte**
   Faites des pas plus petits

3. **Machen Sie größere Schritte**
   Faites des pas plus grands

4. **Machen Sie regelmäßige Schritte**
   Faites des pas réguliers

5. **Den Fuß abrollen**
   Roulez bien le pied

6. **Zuerst auf Ferse, dann rollt der Fuß, dann drücken Sie den Fuß vor mit dem Vorfuß**

   D´abord le talon, ensuite le pied roule et se propulse en avant avec la pointe du pied

7. **Die Gehstütze gehen mit dem kranken Bein zusammen.**

   Les béquilles accompagnent toujours la jambe malade.

8. **Arme locker am Körper pendeln lassen**

   Laissez les bras détendus le long du corps

Lymphdrainage

Drainage lymphatique

1. **An diesem Arm darf man kein Blutdruck messen oder Spritzen**

   On ne doit pas vous faire de prise de sang ou prendre votre tension à ce bras.

2. **Sie sollen sich möglichst nicht verletzten**

   Vous devez faire attention à ne pas vous blesser

3. **Sie dürfen nicht heiß baden oder zu lange in der Sonne liegen**

   Vous ne devez pas prendre de bain brûlant ou prendre de bain de soleil

4. **Wenn Sie einen schmerzhaften Ausschlag haben, gehen Sie sofort zum Arzt.**

   Si vous remarquez une éruption cutanée, rendez vous immédiatement chez le médecin.

5. **Legen Sie oft, mehrmals pro Tag die Beine hoch**

   Surélevez les jambes souvent, plusieurs fois par jour.

6. Legen Sie oft, mehrmals pro Tag das Bein hoch
Surélevez la jambe souvent, plusieurs fois par jour.

7. Legen Sie oft, mehrmals pro Tag den Arm hoch
Surélevez le bras souvent, plusieurs fois par jour.

8. Haben Sie einen Kompressionsstrumpf ?
Avez-vous un bas de compression?

9. Haben Sie Kompressionsstrümpfe?
Avez-vous des bas de compression?

10. Den Strumpf müssen Sie jeden Tag tragen
Vous devez porter le bas tous les jours.

11. Die Strümpfe müssen Sie jeden Tag tragen
Vous devez porter les bas tous les jours.

12. Den Strumpf müssen Sie Tag und Nacht tragen
Vous devez porter le bas jour et nuit.

13. Die Strümpfe müssen Sie Tag und Nacht tragen
Vous devez porter les bas jour et nuit.

14. Sie sollen keine einengende Kleidung tragen.

Vous ne devez pas porter de vêtements trop serrés.

15. Legen Sie sich auf den Rücken

Couchez vous sur le dos

16. Drehen Sie sich auf den Bauch

Tournez vous sur le ventre

17. Können Sie sich auf den Bauch legen oder wollen Sie lieber sitzen?

Pouvez-vous vous coucher sur le ventre ou préfèrez vous vous assoir?

18. Sitzen?

Assis(e)?

19. Bein aufstellen

Pliez la jambe et posez le pied sous le genou

20. Beine aufstellen

Pliez les jambes et posez les pieds sous les genoux

21. Ein Bisschen zu mir rutschen
Rapprochez-vous un peu de moi

22. Rutschen Sie nach links
Mettez-vous un peu plus à gauche

23. Rutschen Sie nach rechts
Mettez-vous un peu plus à droite

24. Rutschen Sie kopfwärts
Mettez-vous un peu plus haut

25. Rutschen Sie fußwärts
Mettez-vous un peu plus bas

26. Tut es weh?
Ça fait mal?

27. Es darf nicht weh tun
Cela ne doit pas faire mal

Elektrotherapie

Electrothérapie

1. **Ich werde 2 Elektroden anlegen**
   Je vais poser deux électrodes

2. **Ich werde 4 Elektroden anlegen**
   Je vais poser quatre électrodes

3. **Es fließt noch kein Strom**
   Il n´y a pas encore de courant électrique

4. **Ich drehe den Strom langsam hoch**
   Je monte un peu la puissance électrique

5. **Sie sagen es mir sobald Sie Strom spüren**
   Dites le moi, dès que vous sentez l'électricité

6. **Spüren Sie den Strom?**
   Sentez-vous l'électricité?

7. Es soll angenehm sein

Cela doit être agréable

8. Ist es angenehm?

Est-ce agréable?

9. Sie sollen den Strom nur ganz leicht spüren

Vous ne devez sentir qu'un léger courant électrique

10. Jetzt drehe ich den Strom runter bis Sie ihn nicht mehr spüren

Je baisse maintenant la puissance électrique jusqu'à ce que vous ne sentiez plus le courant.

11. Es dauert circa 10 Minuten

Cela va durer environ dix minutes

12. Es dauert circa 15 Minuten

Cela va durer environ quinze minutes

13. Es dauert circa 20 Minuten

Cela va durer environ vingt minutes

14. Wenn es fertig ist, komme ich und mache die Elektroden weg.

Lorsque c'est terminé, je reviens enlever les électrodes.

15. Wenn Sie ein Problem haben, rufen Sie mich.

S'il y a un problème, appelez-moi.

16. Ich bin nebenan

Je suis à côté

Beckenboden Gymnastik

Rééducation du périnée

Kurz

1. **Der Beckenboden ist der Muskel der zwischen Schambein und Steißbein ist.**

   Le périnée est un muscle qui se situe entre le pubis et le coccys.

2. **Seine Aufgabe ist hauptsächlich die Öffnungen, die sich da befinden zu schließen.**

   Sa fonction principale est de fermer les ouvertures qui s'y trouvent.

3. **Er arbeitet mit den Bauchmuskeln und mit dem Zwerchfell zusammen.**

   Il travaille avec les muscles abdominaux et le diaphragme.

4. **Deshalb muß man diese Muskeln auch mitarbeiten lassen um den Beckenboden zu kräftigen.**

   C'est pour cela que ces muscles doivent aussi travailler pour remuscler le périnée.

5. **Versuchen Sie den Beckenboden anzuspannen indem Sie so anspannen wie wenn Sie aufs Klo müssten, es aber nicht könnten.**

   Essayez de contracter le périnée en faisant comme si vous deviez aller aux toilettes mais que vous ne pouviez pas.

Lang

1. **Der Beckenboden ist der Muskel der sich zwischen rechter und linker Sitzbeinhöcker, Steißbein und Schambein befindet.**

   Le Périnée est le muscle situé entre les os coxaux latéraux (les os sur lesquels on s'assoit) le coccyx et le pubis.

2. **Der Beckenboden trägt wesentlich dazu bei, dass Sie Ihren Urin- und Stuhlabgang kontrollieren können. Durch regelmäßiges Training können Sie einer Inkontinenz vorbeugen oder bestehende Probleme günstig beeinflussen.**

   La fonction principale du périnée est le contrôle de la continence. Grâce à un entrainement régulier, vous pourrez éviter une incontinence ou améliorer la situation dans le cas d´une incontinence déjà présente.

3. Weiterhin bietet der Beckenboden den inneren Bauchorganen Halt und stützt sie von unten. Daher können Sie mit einem Becken-bodentraining Senkungsbeschwerden entgegenwirken.

Le périnée protège et soutient les organes situés dans le bassin. c'est pour cette raison qu'un entrainement du périnée permet d´éviter une descente d´organes.

4. Um diese Aufgaben erfüllen zu können, arbeitet der Beckenboden zusammen mit der Bauchmuskulatur und dem Zwerchfell, dem wichtigsten Atemmuskel.

Afin de fonctionner correctement, le périnée travaille avec les muscles abdominaux et le diaphragme, le muscle respiratoire le plus important.

5. Deshalb muß man diese Muskeln auch mitarbeiten lassen um den Beckenboden zu kräftigen.

C'est pour cette raison qu'il faut faire travailler ces muscles afin de remuscler le périnée.

6. Versuchen Sie, die Beckenbodenmuskulatur anzuspannen indem Sie sich vorstellen daß Sie Ihren After und Ihre Scheide verschließen.

Essayez de contracter votre périnée en vous imaginant que vous fermer votre anus et votre vagin.

7. Versuchen Sie den Beckenboden anzuspannen indem Sie so anspannen wie wenn Sie aufs Klo müssten, es aber nicht könnten.

Essayez de contracter votre périnéé en le contractant comme si vous aviez besoin d'aller aux toilettes mais que vous ne pouviez pas.

8. Tief einatmen, beim langsamen Ausatmen Bauch anspannen.

Inspirez profondément, contractez votre ventre et expirez en même temps.

9. Ich zeige es Ihnen, dann machen Sie es nach.

Je vous montre et ensuite vous le faites.

Atemtherapie

Thérapie respiratoire

1. Atmen Sie durch die Nase ein

Inspirez par le nez

2. Atmen Sie durch den Mund aus

Expirez par la bouche

3. Ich mache es vor, Sie machen es nach.

Je vous montre, ensuite vous le faites.

4. Langsam

Lentement

5. Langsamer

Plus lentement

6. Schnell

Vite

7. Schneller

Plus vite

8. Tief

Profondément

9. Tiefer

Plus profondément

10. Oberflächig

Superficiellement

11. Oberflächiger

Moins profondément

12. Atmen Sie mehr in den Bauch

Respirez plus dans le ventre

13. Der Bauch soll dicker werden wenn Sie einatmen

Le ventre doit devenir plus gros lorsque vous inspirez

14. Legen Sie die Hände auf den Bauch

Posez vos mains sur le ventre

15. Legen Sie die Hände auf den Brustkorb

Posez vos mains sur la cage thoracique

16. Ihre Hände sollen vom Bauch bewegt werden wenn Sie einatmen

Votre ventre doit faire bouger vos mains lorsque vous inspirez

Nützliches

Pratique

1. Guten Tag
   Bonjour

2. Tschüss
   Au revoir

3. Bitte
   S'il vous plaît

4. Danke
   Merci

5. Locker lassen
   Restez relaxé

6. Tut es weh?
   C'est douloureux?

7. Ist es besser so?

C'est mieux comme cela?

8. Stärker?

Plus fort?

9. Ja

Oui

10. Nein

Non

11. Es tut mir Leid, ich verstehe Sie nicht

Je suis désolé, je ne comprends pas

Schlusswort

Ich bedanke mich herzlich bei allen, die mir geholfen haben, diese "Little Physio-Serie" zu schreiben.

Danke an die Übersetzer, die Korrektur-Leser.

Vielen herzlichen Dank an meine Familie und an meine lieben Freunde, die mitgewirkt haben.

Danke auch an diejenigen, die ihre Stimme für die App und für die Videos geliehen haben.

Der größte Dank geht an meinem Mann, für alles was er für die Little Physio App gemacht hat und für den Rest auch...

Danke an Sie, die mein Buch oder meine Bücher gekauft haben :)

Wenn Ihnen dieses Buch gefällt, würde ich mich sehr freuen, einen netten Kommentar von Ihnen auf der Amazon-Seite zu lesen.

Literaturverzeichnis

Little Physio Serie:

Deutsch => Französisch
Deutsch => Englisch
Deutsch => Spanisch
Deutsch => Italienisch
Deutsch => Türkisch

The Big Little Physio:

Deutsch => Französisch, Englisch, Spanisch, Italienisch, Türkisch

www.ingramcontent.com/pod-product-compliance
Lightning Source LLC
Chambersburg PA
CBHW071801170526
45167CB00003B/1130